作者简介

吕绍睿

1958年生于新竹县竹东小镇。

从小，我的志愿就是当医师。

从阳明大学医学院毕业到取得日本福冈大学博士学位，从骨科医师到现任大林慈济医院"国际膝关节健康促进中心"主任，我孜孜矻矻于研究、教学和临床工作。"膝关节健康促进方案"（Knee Health Promotion Option，简称 KHPO）之路虽然孤独，但庆幸还能坚持初衷；最怀念的是，与返乡开设内科诊所的父亲讨论第一篇"膝关节健康促进方案"论文及看诊经验时的滔滔思辨、暖暖交心……

作品有《新膝望》《自己的膝盖自己救》及《Dr. Knee》等中、英文科普书籍，绘本《哎哟，我的膝盖！》（小鲁文化出版），是我培养下一代"科学保养膝关节"的开始。

绘者简介

奚佩璐

高雄人，毕业于高雄师范大学美术系，从事绘本、插画、电影、剧本与艺术创作，喜欢阅读、爬山、慢跑、旅行、观察和想象，透过创作探索内、外在世界。

绘本作品有《人体大游历1——消化道之旅》（小鲁文化出版）。

审订者简介

王启荣

运动医学博士，国家体育总局运动医学研究所研究员，博士生导师。

图书在版编目（CIP）数据

哎哟，我的膝盖！/ 吕绍睿文；奚佩璐图. —北京：北京理工大学出版社，2020.3
（小鲁儿童健康绘本）
ISBN 978-7-5682-8117-1

Ⅰ.①哎… Ⅱ.①吕… ②奚… Ⅲ.①膝关节—运动保健—儿童读物 Ⅳ.①R684-49

中国版本图书馆CIP数据核字(2020)第012470号

北京市出版局著作权合同登记号图字：01-2019-7464
本书简体中文版权由小鲁文化事业股份有限公司授权出版© 2020 HSIAO LU PUBLISHING CO. LTD.

出版发行 / 北京理工大学出版社有限责任公司
社　　址 / 北京市海淀区中关村南大街5号
邮　　编 / 100081
电　　话 / （010）68913389（童书出版中心）
网　　址 / http://www.bitpress.com.cn
经　　销 / 全国各地新华书店
印　　刷 / 北京尚唐印刷包装有限公司
开　　本 / 880毫米×1230毫米　1/16
印　　张 / 3
字　　数 / 48千字
版　　次 / 2020年3月第1版　2020年3月第1次印刷
定　　价 / 58.00元

责任编辑 / 姚远芳
责任校对 / 周瑞红
责任印制 / 王美丽

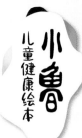

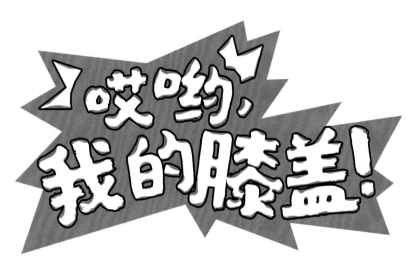

文 吕绍睿　图 奚佩璐

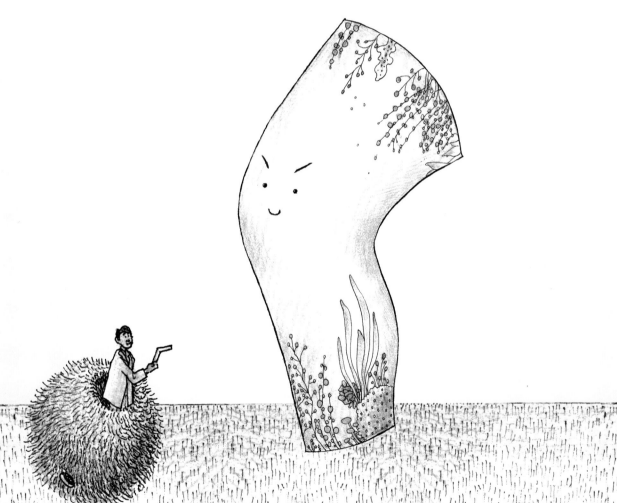

北京理工大学出版社
BEIJING INSTITUTE OF TECHNOLOGY PRESS

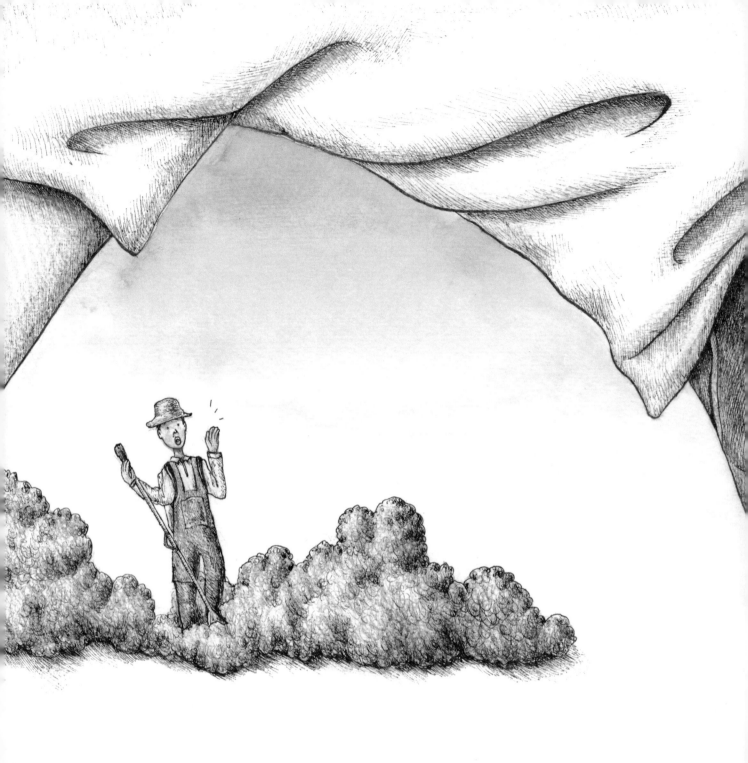

今天是小主人的足球日，
为了追回被踢飞半边天的球，
一个不留意被老榕树根绊倒在地，
痛得他抱着我一把眼泪一把鼻涕。
还好有位Dr.Knee，正在附近除草忙园艺，好意上前来关心。

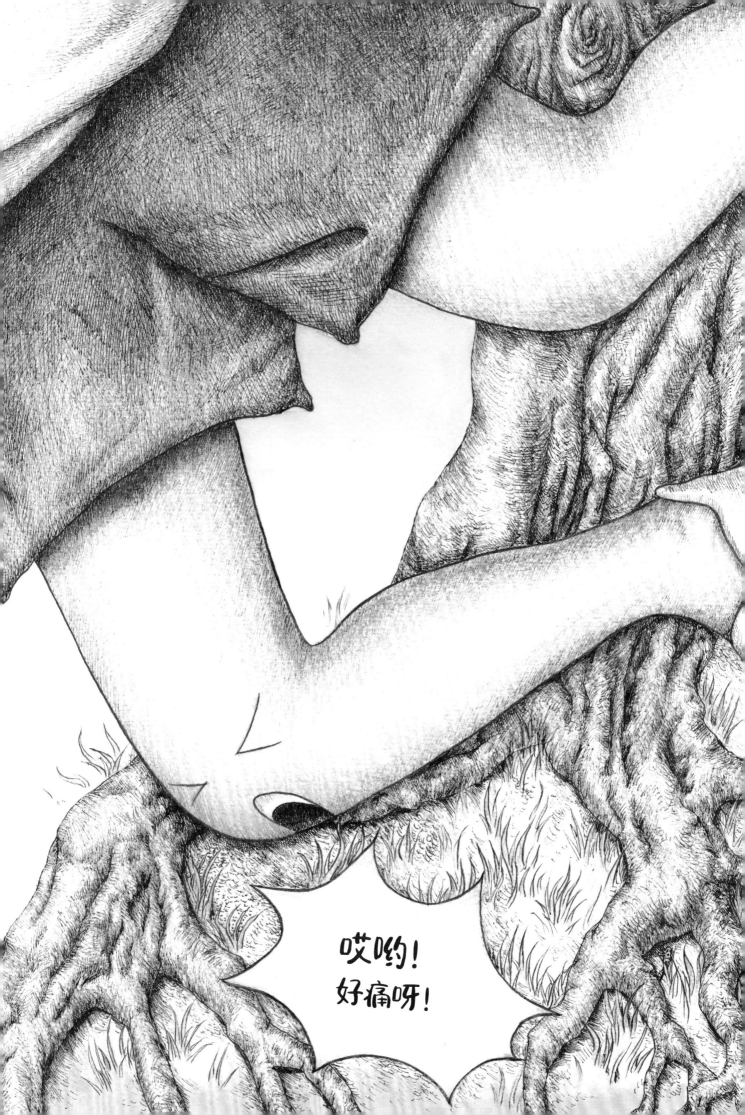

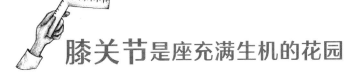

膝关节是座充满生机的花园

还好！还好！小朋友的膝盖只是破了点皮，回家擦点药应该就没事了。

我是Dr. Knee。

除了骨科医师例行的看诊、手术和研究，照顾花园也是我的兴趣！

我最喜欢在做完种树、种花、灌溉、施肥、抓虫、除草等园艺工作之后，找个树荫悠闲地休息乘凉，让思想随着山巅的白云优游……

看着刚刚小朋友受伤的膝盖，我不禁联想到，孩子的膝关节就像一座生机盎然的花园。股骨、胫骨、韧带、关节软骨……，是花园里欣欣向荣的花草和树木，需要我们用心照料和呵护，否则，"内侧摩擦现象"这群虫虫大军，可是随时虎视眈眈地想要入侵……

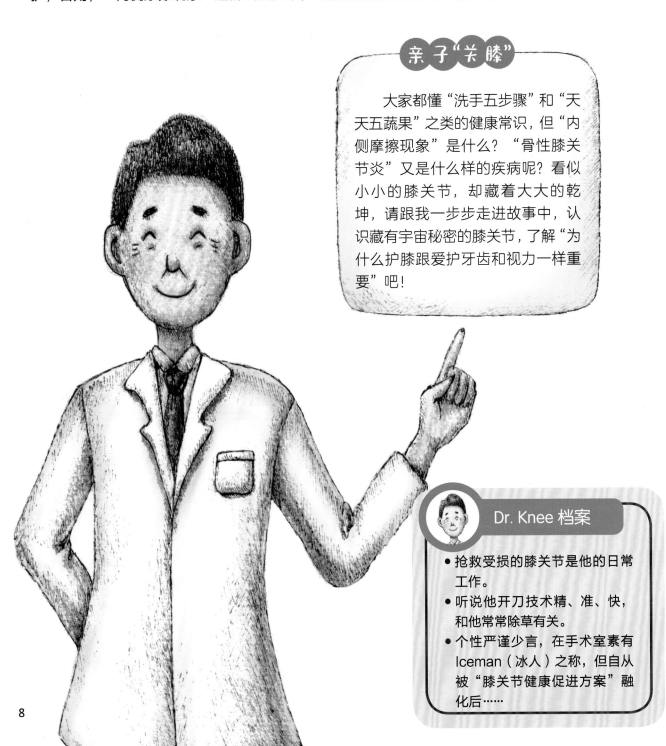

亲子"关膝"

大家都懂"洗手五步骤"和"天天五蔬果"之类的健康常识，但"内侧摩擦现象"是什么？"骨性膝关节炎"又是什么样的疾病呢？看似小小的膝关节，却藏着大大的乾坤，请跟我一步步走进故事中，认识藏有宇宙秘密的膝关节，了解"为什么护膝跟爱护牙齿和视力一样重要"吧！

Dr. Knee 档案

- 抢救受损的膝关节是他的日常工作。
- 听说他开刀技术精、准、快，和他常常除草有关。
- 个性严谨少言，在手术室素有Iceman（冰人）之称，但自从被"膝关节健康促进方案"融化后……

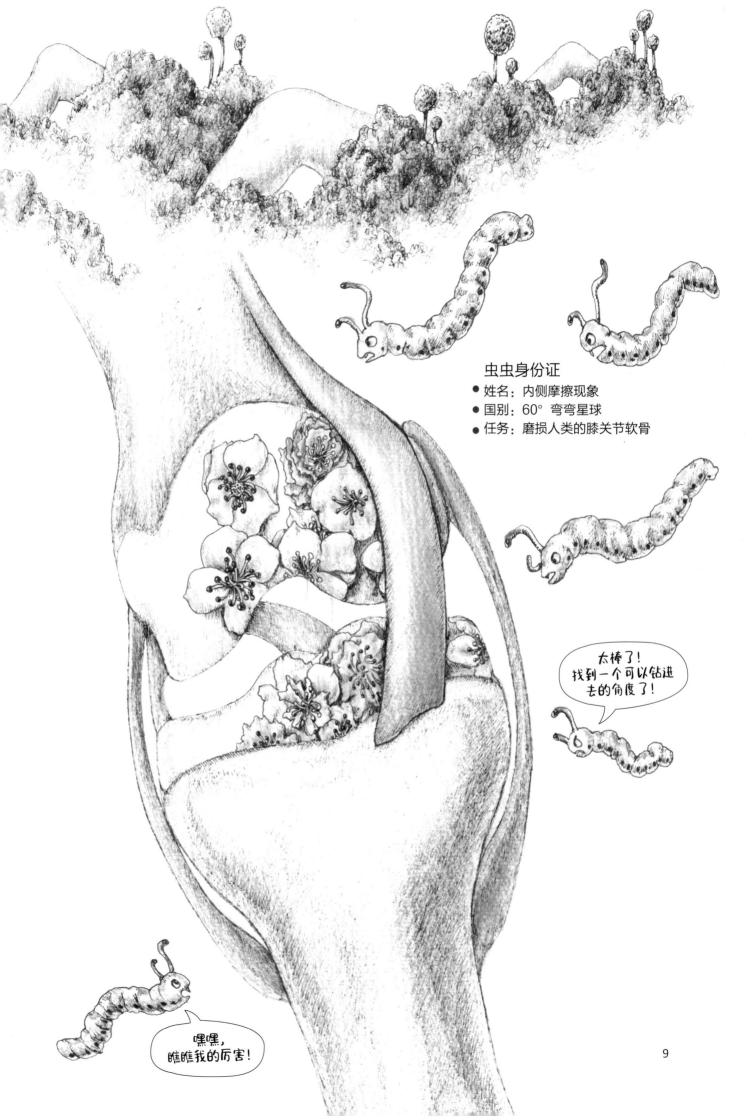

虫虫身份证
- 姓名：内侧摩擦现象
- 国别：60° 弯弯星球
- 任务：磨损人类的膝关节软骨

9

大家好！我是膝关节，叫我膝盖也行。
人体关节家族的成员多达二三百，我是最大的一哥。
我天生热爱自由，特点是抗压性高。

小主人从翻身、爬行到学走路，都得靠我来带动。
只要我一个优雅的位移，就能舞出生命美妙的姿态。

瞧！我的小主人多活泼！
跟着他一起游泳、赛跑、打篮球，感觉走路也威风！

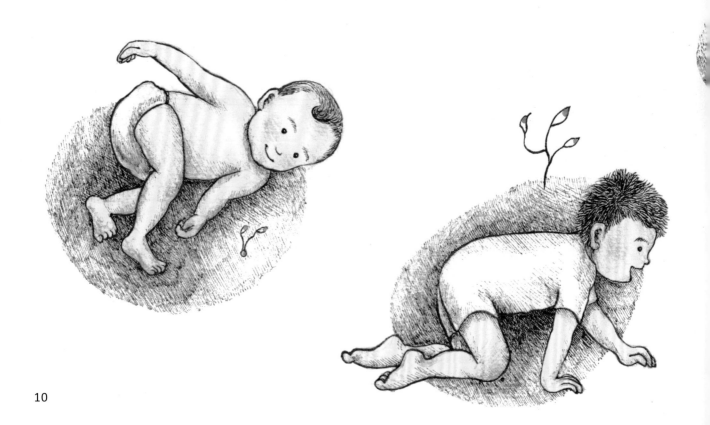

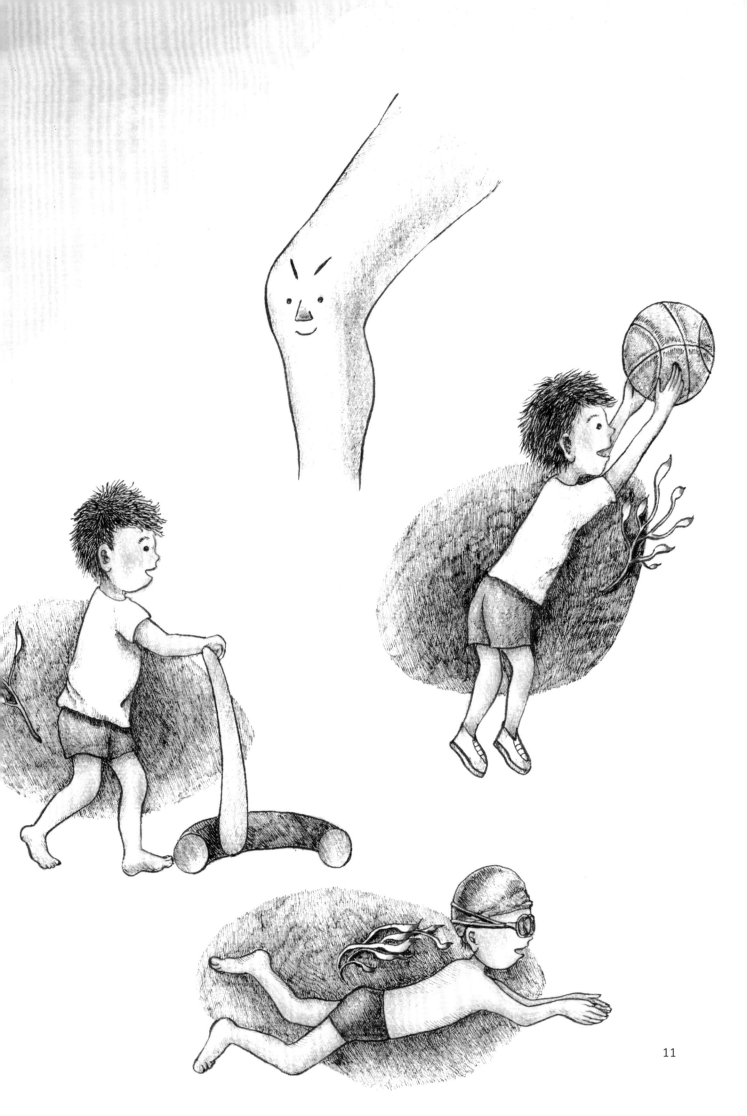

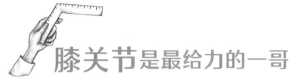

膝关节是最给力的一哥

你有没有想过，看似稀松平常的走路、跑步、蹲下或起立等动作，要靠身体的多少个部位精密配合才能达成？

除了由大脑下达"跑步——走"的指令，通过神经传达到腿部并开始动作，能让下肢自由活动的关键角色正是"膝关节"。

人体平均约206块骨头，连接骨头的地方就是关节。膝关节是关节家族里最大、构造最复杂的一哥，它拥有最大表面积和体积的软骨，润滑又耐磨的软骨可以阻挡外力的冲击，让关节运作更顺畅。

软骨到底有没有再生的能力？这是一道相当有趣的谜题。

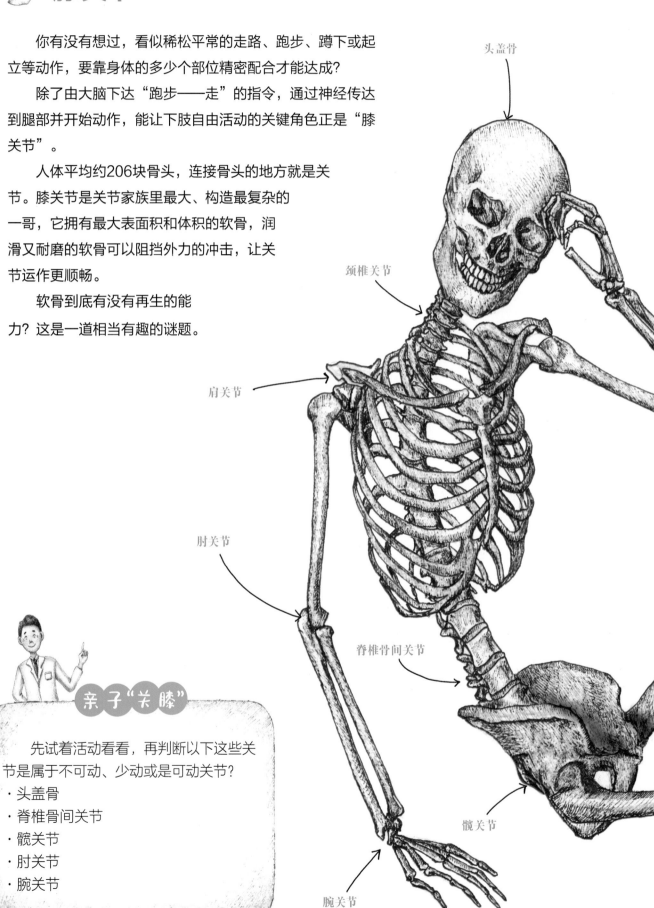

头盖骨

颈椎关节

肩关节

肘关节

脊椎骨间关节

髋关节

腕关节

亲子"关膝"

先试着活动看看，再判断以下这些关节是属于不可动、少动或是可动关节？
· 头盖骨
· 脊椎骨间关节
· 髋关节
· 肘关节
· 腕关节

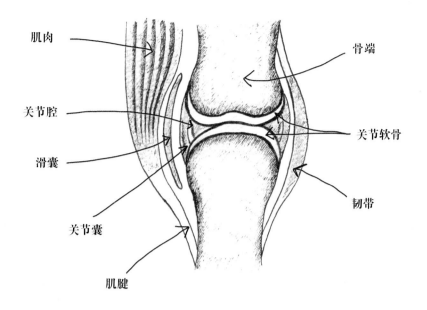

肌肉

关节腔

滑囊

关节囊

肌腱

骨端

关节软骨

韧带

· 膝关节构造图 ·

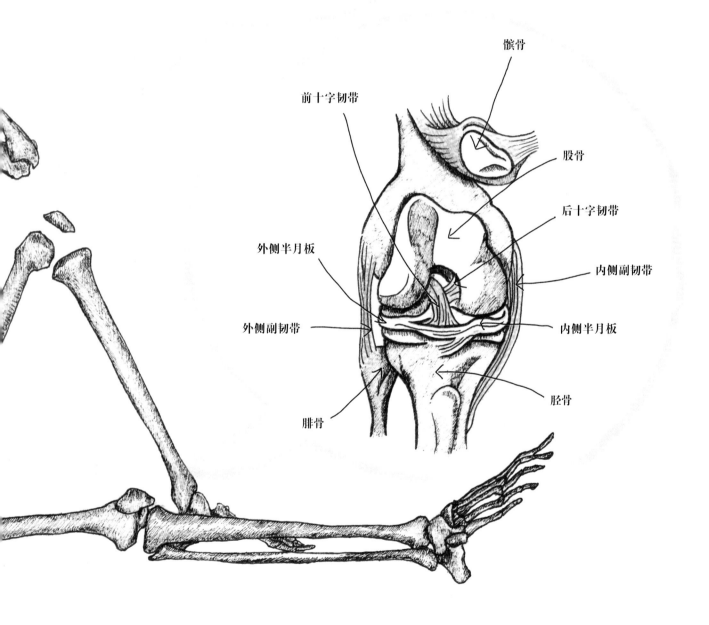

髌骨

前十字韧带

股骨

后十字韧带

外侧半月板

内侧副韧带

外侧副韧带

内侧半月板

腓骨

胫骨

· 正在湖滨思考的人体骨骼图 ·

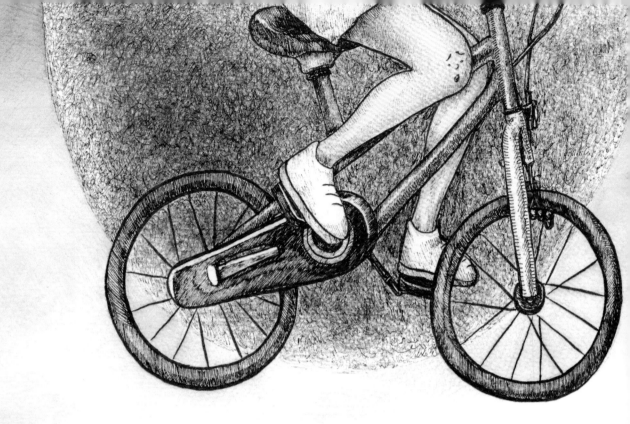

暑假自行车环岛活动正风行，小主人每天都练习骑行。
踩踏自行车需要我不断重复伸直又弯曲，
累得我很想发出"疼痛"的警报。

尤其最近外婆才住到小主人家，
说要找医生看看膝关节的老毛病。

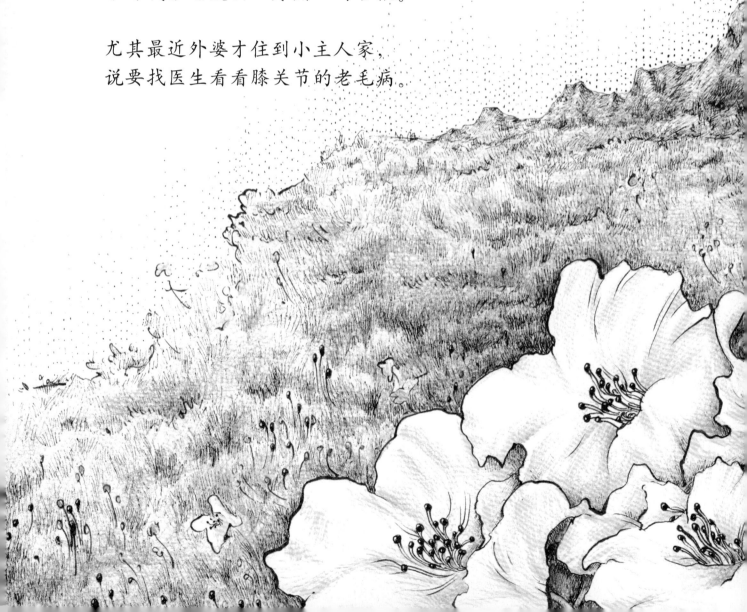

外婆一生都务农，农事不是蹲坐就是负重。
本以为退休后可以游山又玩水，
想不到膝关节变了形，
有时肿胀、有时僵硬、更常半夜痛到醒，
害得她老人家直叹气，
因为不论风景多美，
自己的双腿也走不远。

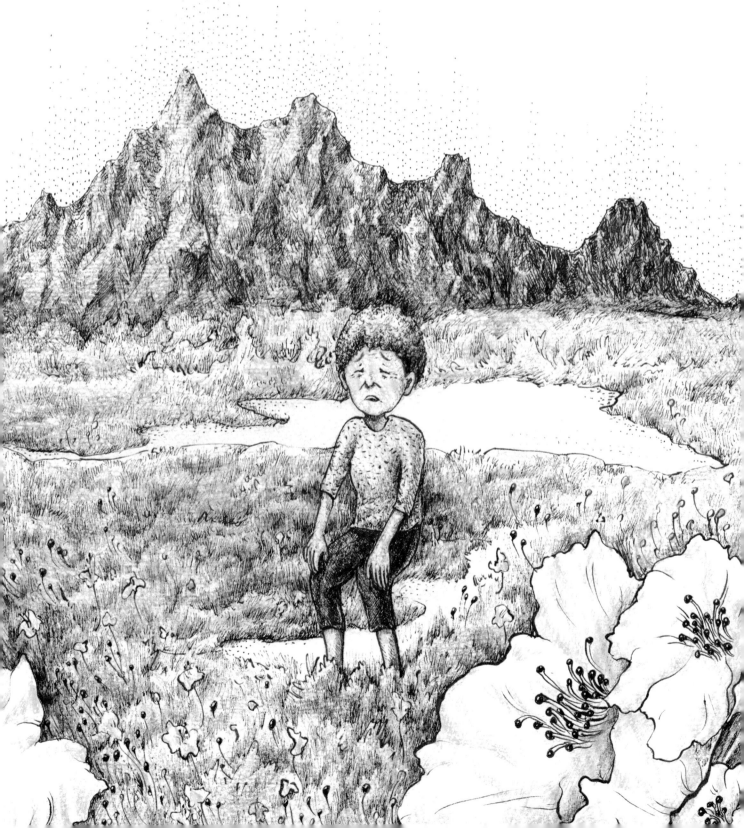

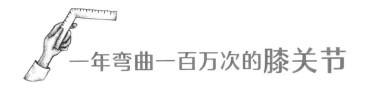

一年弯曲一百万次的膝关节

每天从起床那一刻开始，膝关节便像忙碌的蜜蜂，嗡嗡嗡地应付我们的行动，平均一年弯曲高达一百万次！

虽然膝关节具备无敌的自由度与稳定性，能在各种复杂的运动中承受来自身体和地心引力产生的压力，但是能这样长年负担繁重的工作而不受伤，其中可是大有秘密的。让我们一起打开护膝的藏宝箱看看吧！

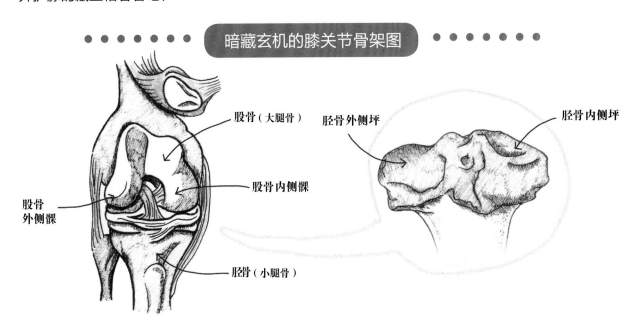

暗藏玄机的膝关节骨架图

股骨（大腿骨）

胫骨外侧坪

胫骨内侧坪

股骨内侧髁

股骨外侧髁

胫骨（小腿骨）

膝关节的股骨髁半径内大外小，胫骨平台内凹外凸，这个构造特殊的骨架，由韧带连结并包覆在强壮的肌肉群中，形成特殊的四角连杆机构。

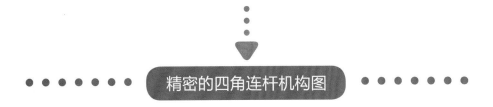

精密的四角连杆机构图

大圆：股骨内侧髁的旋转圆弧、圆心

小圆：股骨外侧髁的旋转圆弧、圆心

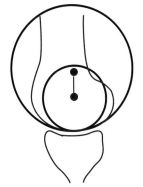

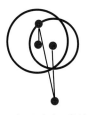

四个圆心组成的四角连杆机构

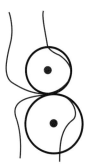

小圆：胫骨内侧坪的旋转圆弧、圆心

大圆：胫骨外侧坪的旋转圆弧、圆心

四角连杆机构决定膝关节的运动模式，而这样的运动轨迹正说明：膝关节的结构对软骨提供了最好的保护，关键就在膝关节弯曲的角度。

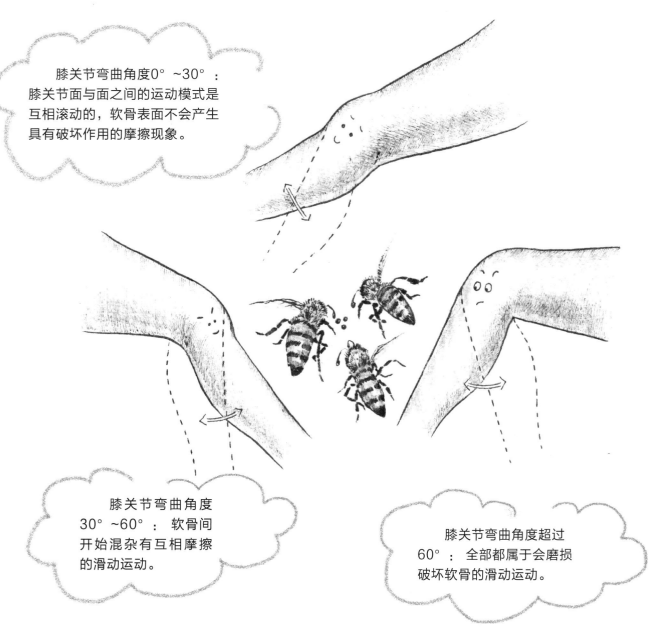

膝关节弯曲角度0°~30°：膝关节面与面之间的运动模式是互相滚动的，软骨表面不会产生具有破坏作用的摩擦现象。

膝关节弯曲角度30°~60°：软骨间开始混杂有互相摩擦的滑动运动。

膝关节弯曲角度超过60°：全部都属于会磨损破坏软骨的滑动运动。

亲子"关膝"

哇！想不到膝关节弯曲的角度，对软骨影响这么大。一起来想想，日常活动中，各种弯曲膝关节的动作，角度是大还是小？哪些运动不太伤害膝关节？

七坐八爬的婴儿最可爱，拔河的孩子拼比赛，
青春少年帅气扣篮博喝彩，
健康的膝关节一路长相伴。
岁月飞逝如河流，中老年的膝关节大不同。
何老爹继续跑着马拉松，王奶奶照样去晨泳，
外婆却靠打针吃药来止痛。
未来难道要跟人工关节一起过？
生命密码是难解的题，到底哪个环节出状况？
是不是关了一道门之后，还有一扇窗等着被开启？

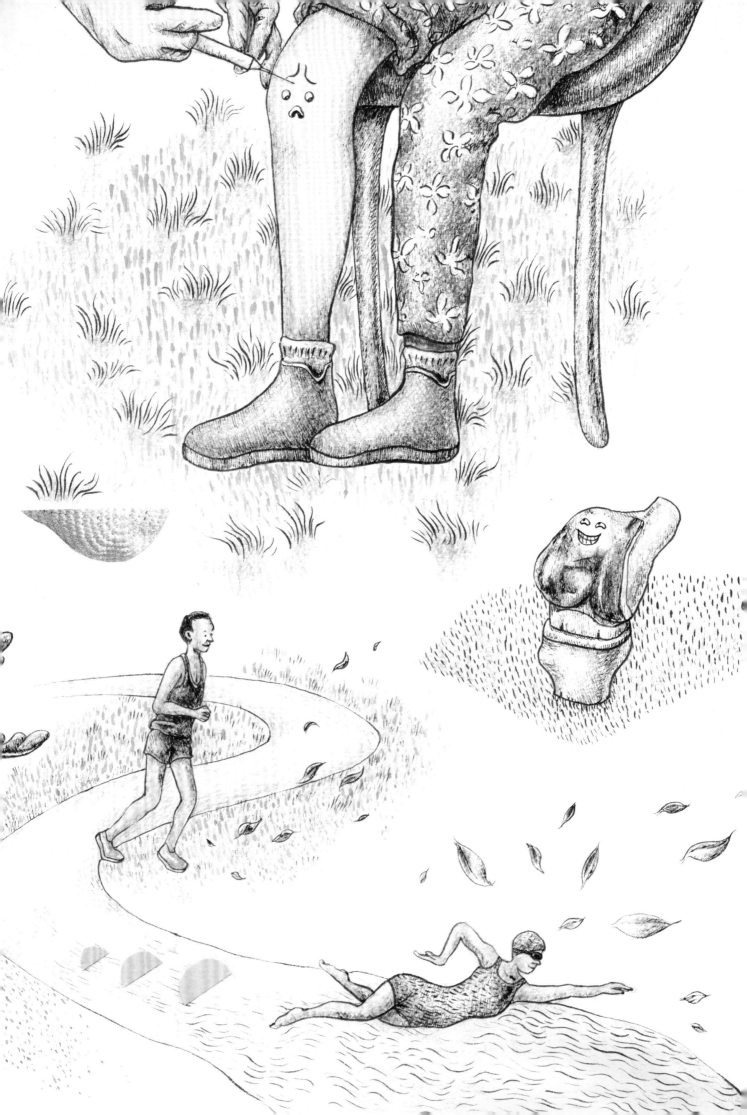

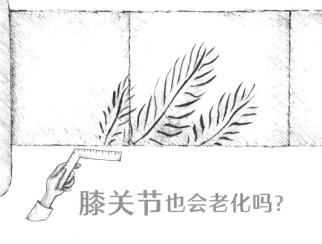

亲子"关膝"

青少年喜欢游戏和运动,一个不小心就肌腱发炎、韧带断裂或是骨折。你的膝关节受过伤吗?受伤带来过哪些不便?有没有留下后遗症?

另外,有没有在重复练习一种运动后,感觉到膝关节疼痛?别小看,这可是膝关节发出的自我保护的警报喔!记得,弯曲角度很重要,让膝关节适度地休息也不可少。

膝关节也会老化吗?

历经百万年演化,膝关节巧妙的结构可以说是造物者送给膝关节软骨的秘密武器。但如同机器使用久了会磨损或发生故障,膝关节的结构若因各种因素而受损,也会减少保护软骨的功能。如果忽略它,关节软骨可能会持续磨损,影响膝关节的正常运作。

例如严重影响老年人生活质量的"骨性膝关节炎",就是膝关节最常见的问题。它一直都被认为是如同机器磨损的老化(退化),但为什么不是每位老人家、每个膝关节都有这个问题呢?

它的致病机制像一幅复杂的大拼图,已经让人类伤脑筋了好几个世纪。请发挥你的柯南精神,跟着Dr. Knee 继续找下去!

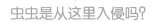
虫虫是从这里入侵吗?

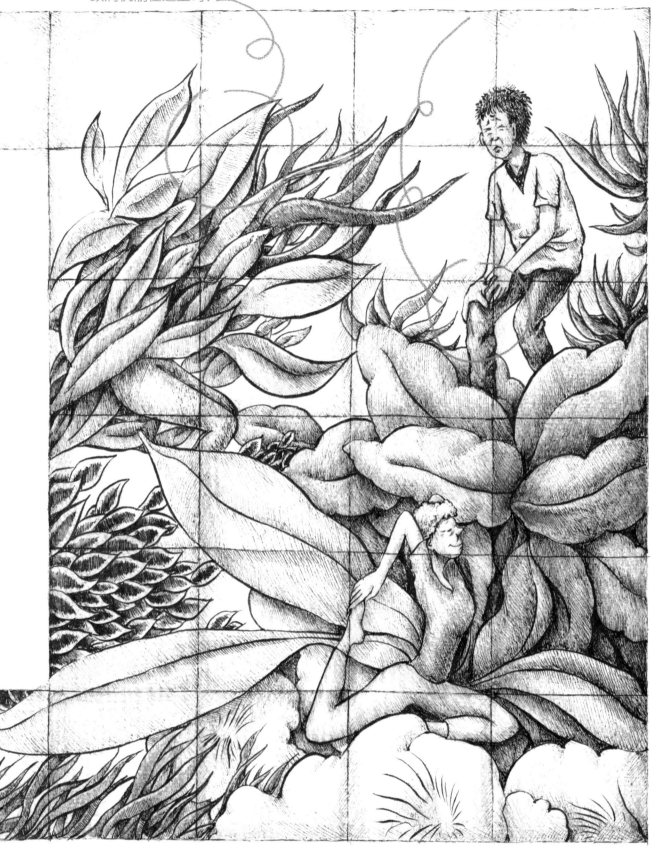

致病机制

　　所谓"致病机制"，就是产生某种疾病的起因及造成病变的过程。唯有知道"致病机制"，才能想办法治疗，更有机会及早预防。例如：肺结核在"致病机制"尚未发现之前，是人人闻之色变的"绝症"，自从发现结核杆菌是病因后，慢慢就能找出对付结核杆菌的药物及辅助的治疗方法，让它变成不但能治好，也能预防的疾病了。

21

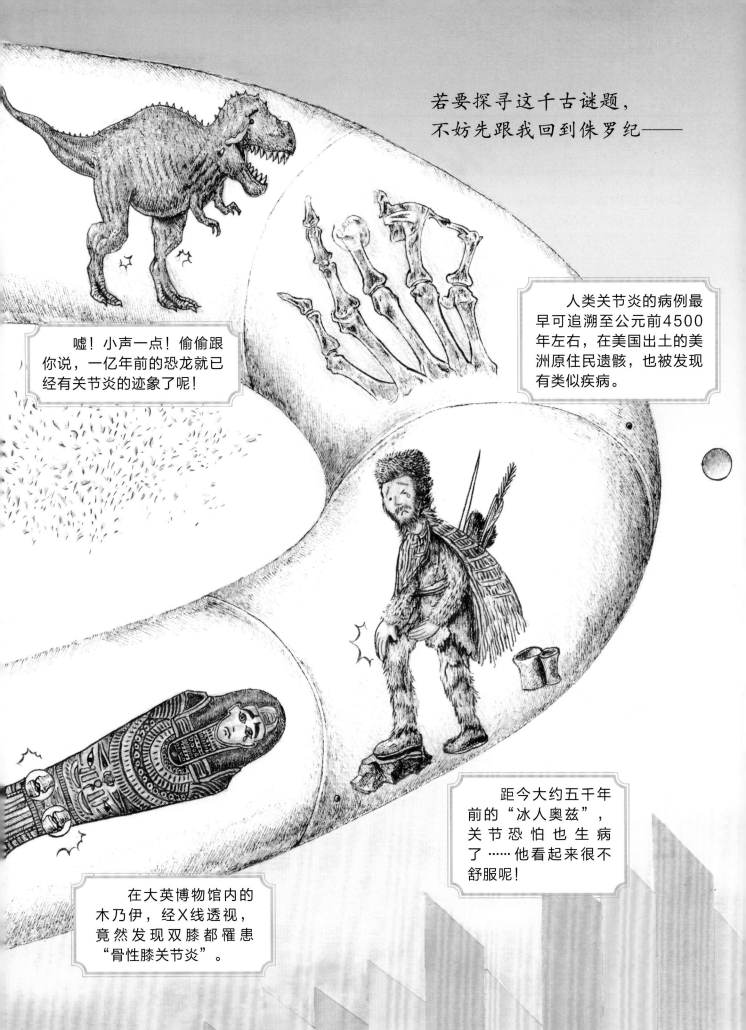

若要探寻这千古谜题，
不妨先跟我回到侏罗纪——

嘘！小声一点！偷偷跟你说，一亿年前的恐龙就已经有关节炎的迹象了呢！

人类关节炎的病例最早可追溯至公元前4500年左右，在美国出土的美洲原住民遗骸，也被发现有类似疾病。

距今大约五千年前的"冰人奥兹"，关节恐怕也生病了……他看起来很不舒服呢！

在大英博物馆内的木乃伊，经X线透视，竟然发现双膝都罹患"骨性膝关节炎"。

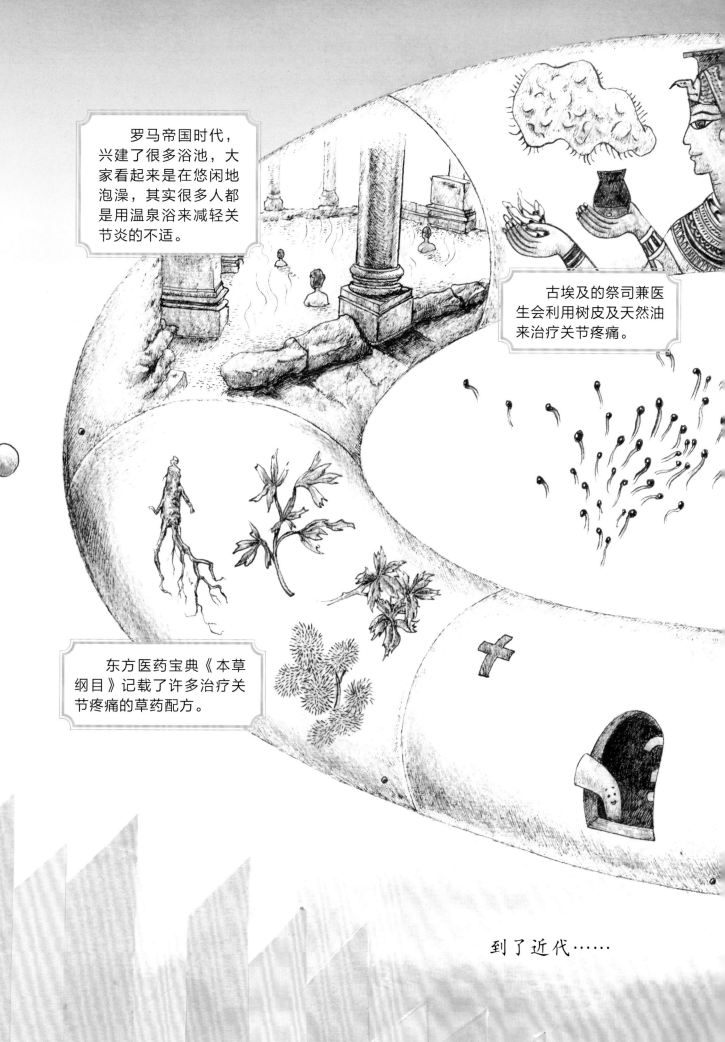

罗马帝国时代，兴建了很多浴池，大家看起来是在悠闲地泡澡，其实很多人都是用温泉浴来减轻关节炎的不适。

古埃及的祭司兼医生会利用树皮及天然油来治疗关节疼痛。

东方医药宝典《本草纲目》记载了许多治疗关节疼痛的草药配方。

到了近代……

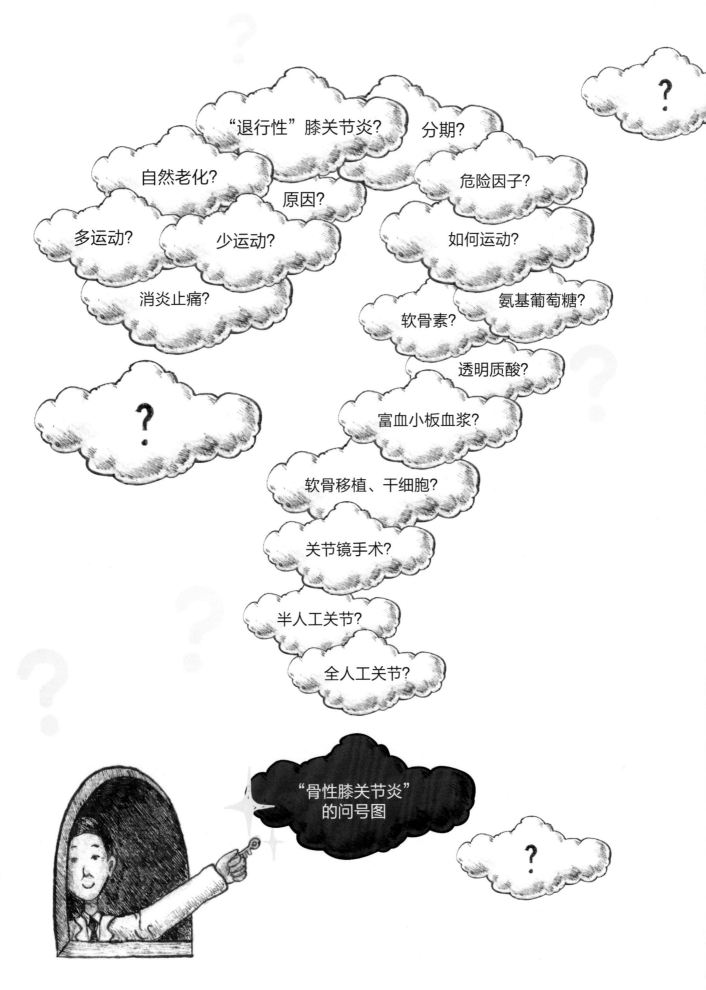

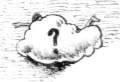

敲敲"骨性膝关节炎"的门!

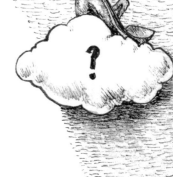

哇!不可思议,想不到凶猛的恐龙也为关节炎所苦。而且不同时代、不同地区的人对待关节炎这个疾病的方式也很不一样。

尤其到了近代,"骨性膝关节炎"因为翻译的关系被俗称为"退行性膝关节炎",大家因此误以为膝关节一定会随着人体老化而退化,于是衍生出许多令人眼花缭乱的观念与疗法,就像一道充满疑惑的问号门,让人走不出这似是而非的循环。花钱事小,万一耽误治疗的黄金期才是令人遗憾啊!

想开启"骨性膝关节炎"的问号门,"致病机制"就是开门的钥匙!只有找到"骨性膝关节炎"的致病机制,才有办法解开问号门里一个又一个真相。解开真相,有了健康的膝关节,才可以像拥有多啦A梦的任意门一样,想去哪里就去哪里。

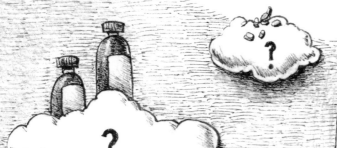

常听说"服用某某营养制剂,膝关节不再卡卡的""打透明质酸可以缓解关节疼痛",这些保养或治疗膝关节的方式,真的有效果吗?另外,年轻人会得"骨性膝关节炎"吗?跑步及搬重物会伤害膝关节吗?……关于膝关节还有哪些似是而非的观念?真相又是什么呢?一起来想想……

疑问重重关山阻隔，迷雾茫茫不见方向，
如果还有"膝"径可辟，该如何披荆斩棘？

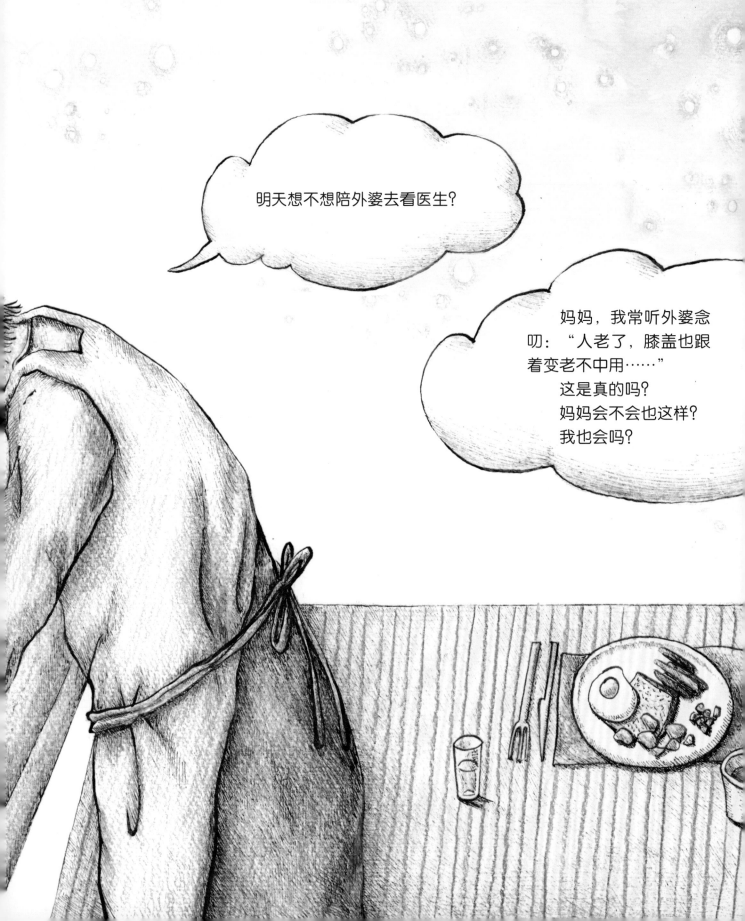

治疗疾病如同带兵打仗，
不知道敌人是谁、在哪儿，
就难以攻克。
外婆膝痛的致病机制环环相扣如浩瀚星河，
是谁启动了整个过程？

小主人的疑问如五月的晴天闪了电，
连我都想听听医生怎么说。

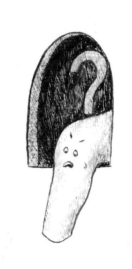

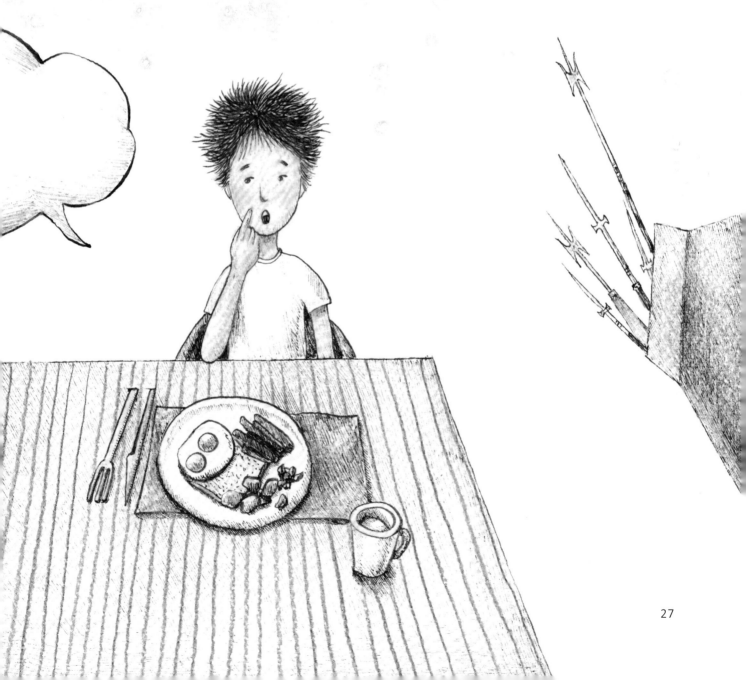

追捕膝关节的"隐藏病灶"

　　公元1995年，Dr. Knee 在为病人进行膝关节清洗手术时，发现有个从未见过的奇特病变就隐藏在膝关节深处，直觉地清除它之后，想不到原本要置换人工关节的膝关节竟然好转了。这意外收获触动了他内心的侦探魂，开始对"骨性膝关节炎"展开了长达十年的探索与追捕。

　　十年寒暑十年路，有时似乎走到了尽头，有时转个弯又是柳暗花明……

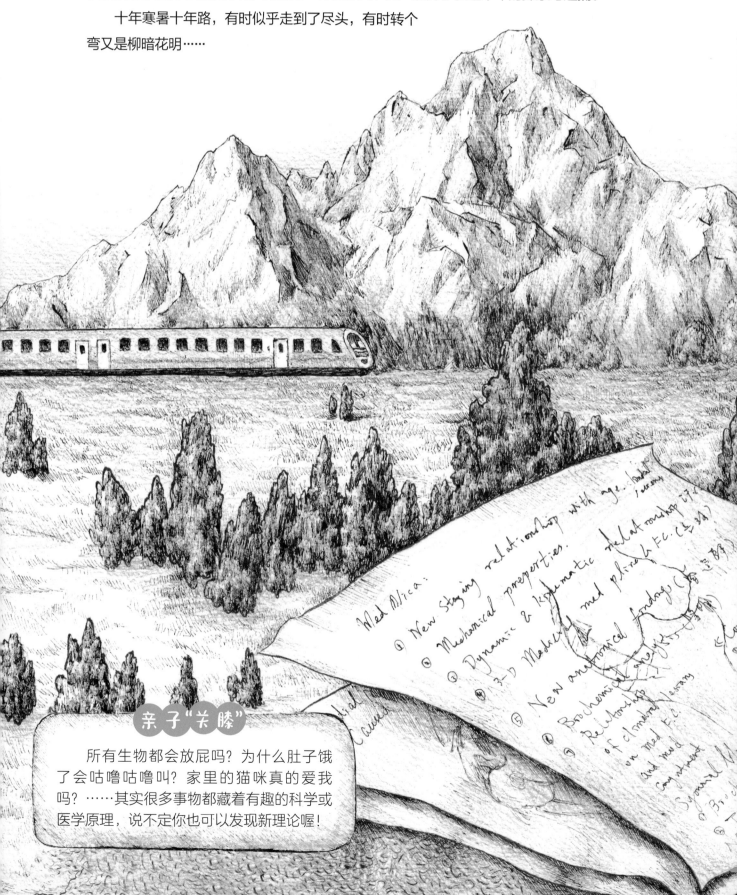

亲子"关膝"

　　所有生物都会放屁吗？为什么肚子饿了会咕噜咕噜叫？家里的猫咪真的爱我吗？……其实很多事物都藏着有趣的科学或医学原理，说不定你也可以发现新理论喔！

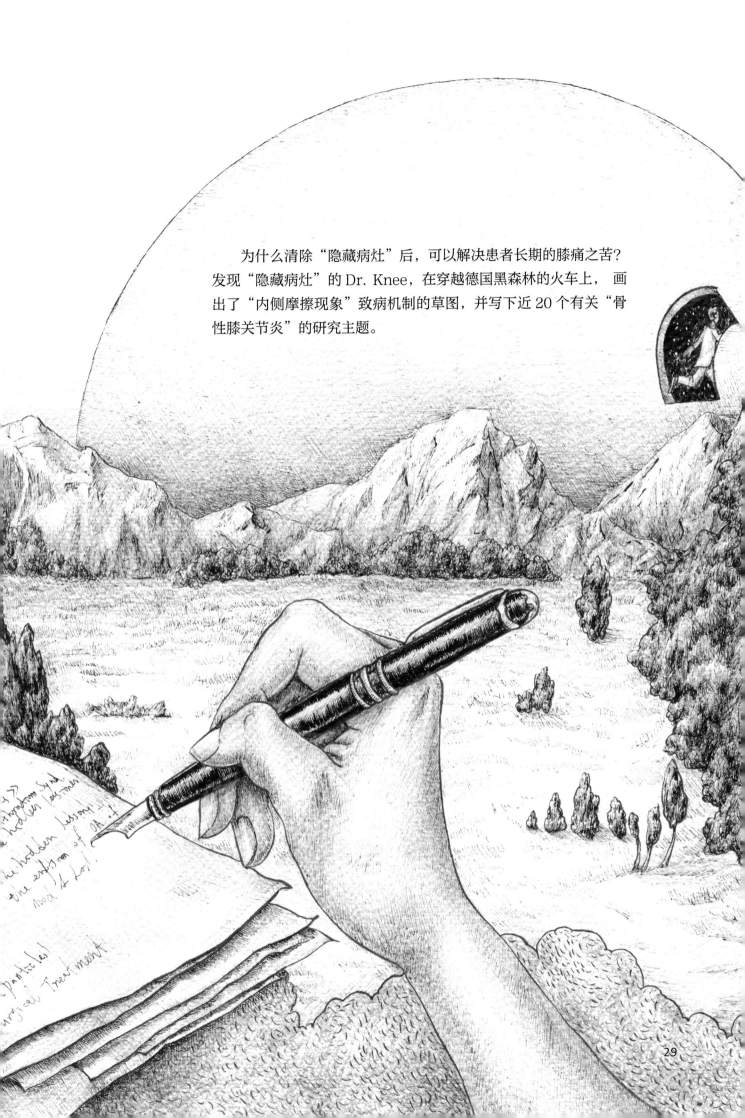

为什么清除"隐藏病灶"后，可以解决患者长期的膝痛之苦？发现"隐藏病灶"的 Dr. Knee，在穿越德国黑森林的火车上， 画出了"内侧摩擦现象"致病机制的草图，并写下近 20 个有关"骨性膝关节炎"的研究主题。

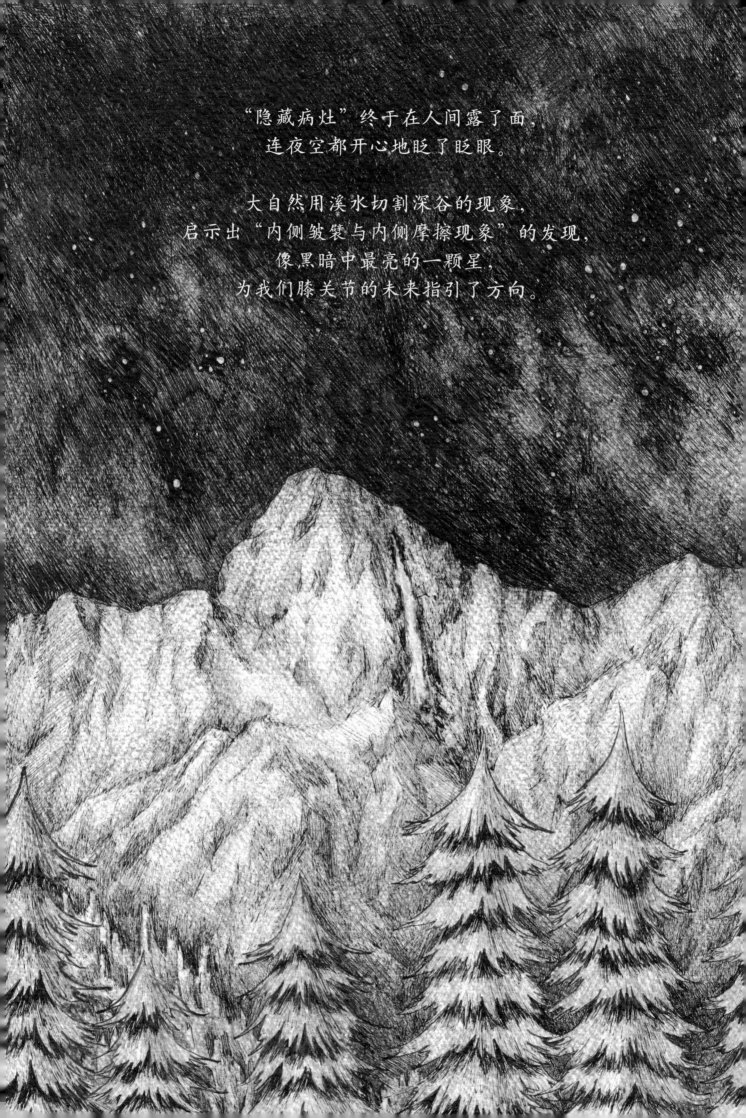

"隐藏病灶"终于在人间露了面，
连夜空都开心地眨了眨眼。

大自然用溪水切割深谷的现象，
启示出"内侧皱襞与内侧摩擦现象"的发现，
像黑暗中最亮的一颗星，
为我们膝关节的未来指引了方向。

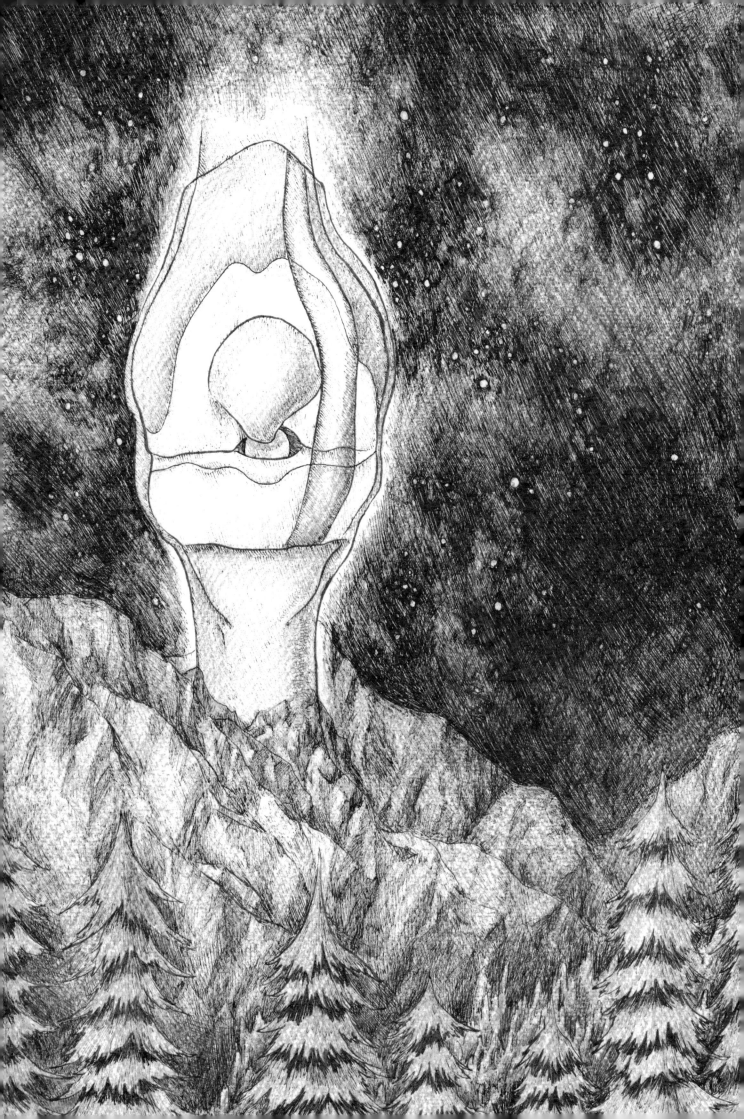

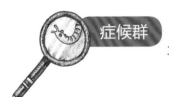

"内侧皱襞"与膝关节之间……

　　咦？"内侧皱襞"是什么？你一定很好奇，为什么Dr. Knee 的希望花园里有这么多新鲜概念吧！

　　"内侧皱襞"是当我们在母亲子宫里发育时，残留在膝关节内的构造，外形像衣服的皱褶。每当膝关节弯曲、伸直时，"内侧皱襞"和关节软骨便互相摩擦，产生"内侧摩擦现象"。经年累月的互相摩擦后，原本柔嫩的"内侧皱襞"，慢慢变得粗糙，关节软骨也因此逐渐耗损，开始出现恼人的"内侧摩擦症候群"。

症候群　　"症候群"是指某种疾病出现时，经常伴随发生的临床症状及征象，就像车子快没油了，仪表盘就会亮灯提醒司机一样。

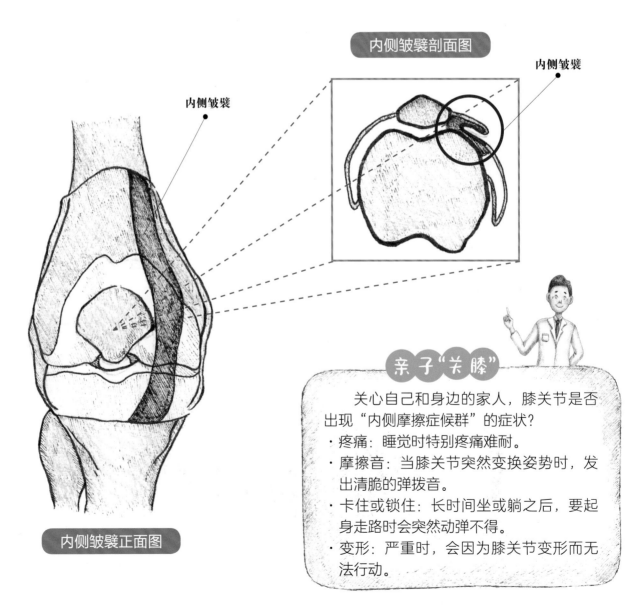

内侧皱襞剖面图

内侧皱襞

内侧皱襞

内侧皱襞正面图

亲子"关膝"

　　关心自己和身边的家人，膝关节是否出现"内侧摩擦症候群"的症状？
· 疼痛：睡觉时特别疼痛难耐。
· 摩擦音：当膝关节突然变换姿势时，发出清脆的弹拨音。
· 卡住或锁住：长时间坐或躺之后，要起身走路时会突然动弹不得。
· 变形：严重时，会因为膝关节变形而无法行动。

现在，我们继续来看看"内侧皱襞"是如何伤害膝关节软骨的吧！

"内侧皱襞"与膝关节软骨互相摩擦产生的"内侧摩擦现象"，会借由"化学腐蚀"及"物理摩擦"破坏软骨。如果我们在日常生活、工作或运动时疏忽了，让膝关节重复过度或快速弯曲，会让软骨处于"化学腐蚀"及"物理摩擦"双重破坏的不良环境。若无法及时改变行为模式，将会造成恶性循环而逐渐破坏整个膝关节。

巧的是："内侧摩擦现象"造成的伤害，也是在膝关节弯曲超过60°后最严重。

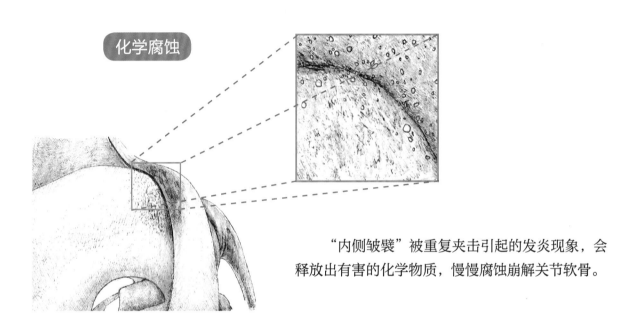

化学腐蚀

"内侧皱襞"被重复夹击引起的发炎现象，会释放出有害的化学物质，慢慢腐蚀崩解关节软骨。

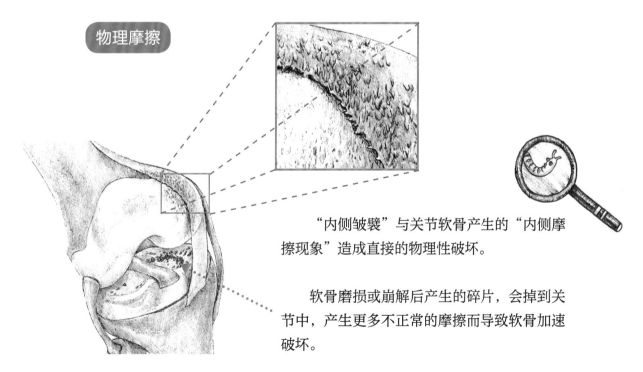

物理摩擦

"内侧皱襞"与关节软骨产生的"内侧摩擦现象"造成直接的物理性破坏。

软骨磨损或崩解后产生的碎片，会掉到关节中，产生更多不正常的摩擦而导致软骨加速破坏。

33

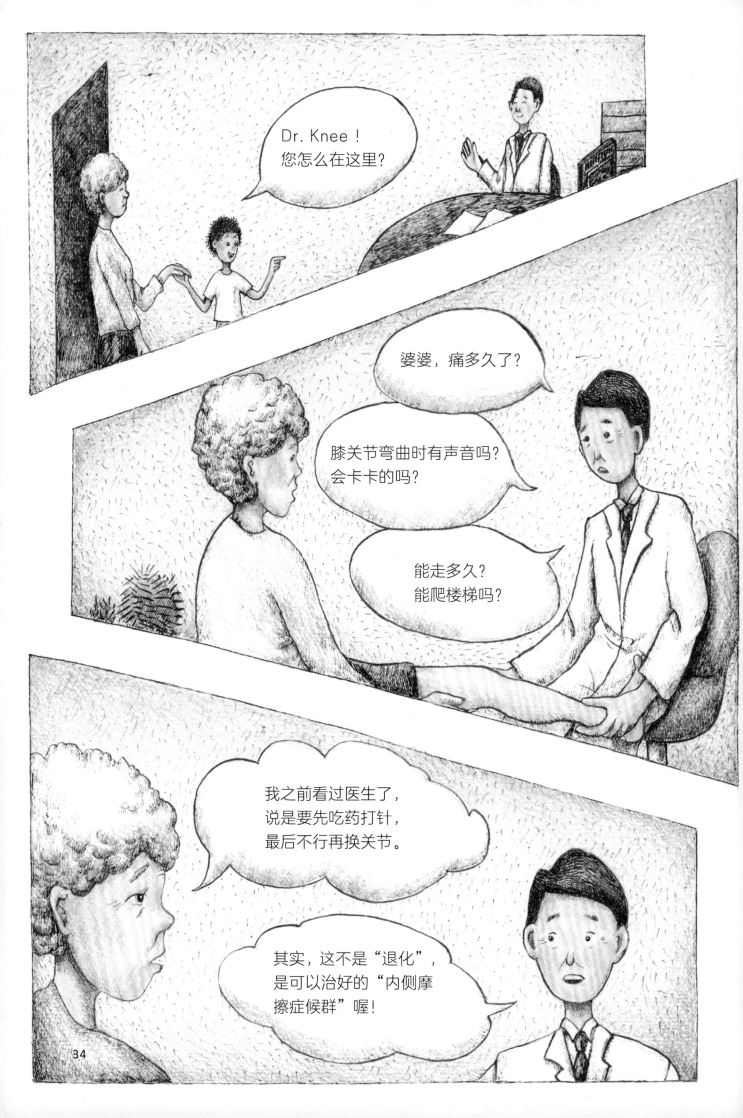

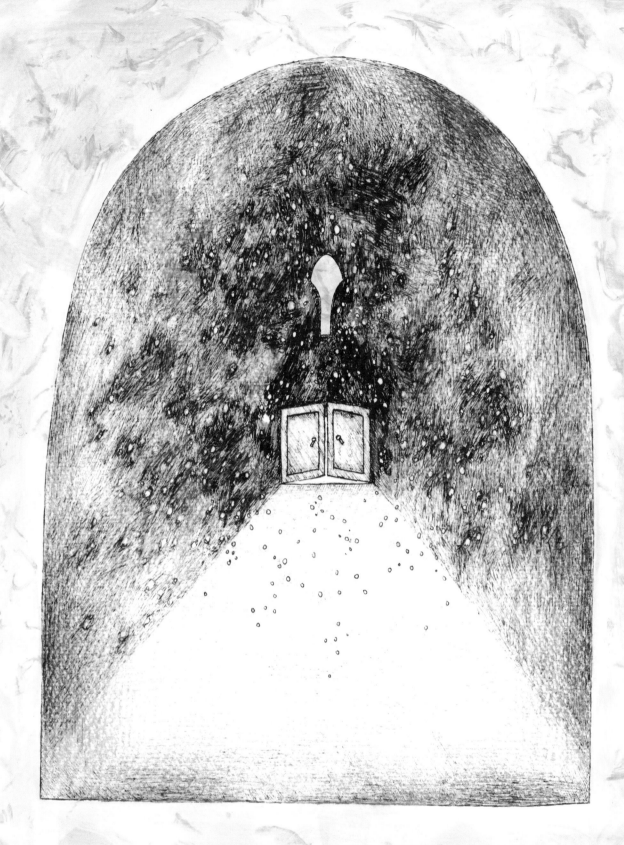

啊！如何形容我此刻的如释重负。
这场千年的躲猫猫终于抓到老鼠，
造物者跟孩子一样喜欢玩游戏，
"隐藏病灶"被藏在光阴里，
就看你有没有勇气拿意志与青春，
推开这洪荒之秘的大门……

如何让膝关节 "内侧摩擦症候群" 从逆境转胜?

　　几乎人人都有"内侧皱襞"引起的"内侧摩擦现象",一旦膝关节使用过度而发病,就会变化多端,被一般人以为是"退行性膝关节炎"的"内侧摩擦症候群",这也是中老年人最常见的膝关节疼痛、行动困难的原因。如果忽略或错过了治疗的时机,膝关节软骨就会持续损毁,而步入置换人工关节的不归路。相反地,只要能及时治疗"内侧摩擦现象",膝关节就有机会自然好转。

　　想让"内侧摩擦症候群"从逆境转胜,就要用上"膝关节健康促进方案"的"科学保养膝关节""关节镜软骨再生促进手术"及"精准人工关节置换"三支利箭。有了这三支能正中四期病程靶心的箭,就能让健康的膝关节永葆青春,生病的膝关节获得最适当的治疗。

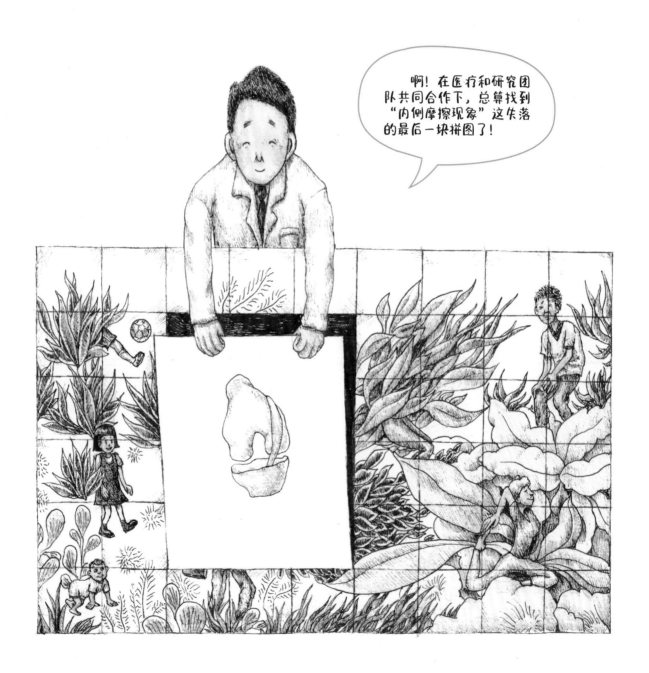

36

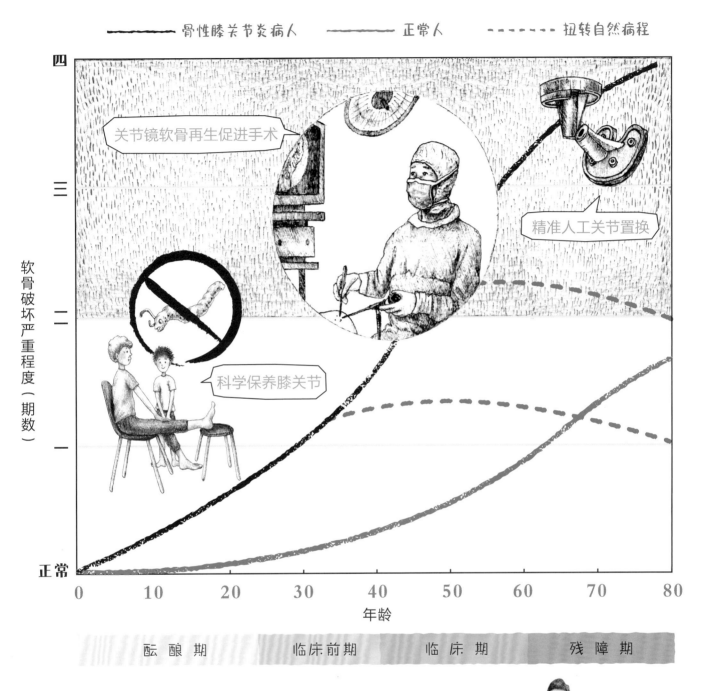

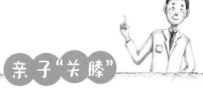

亲子"关膝"

　　一般人误以为，"骨性膝关节炎"（俗称"退行性膝关节炎"）只是随着年龄老化的自然现象，不是疾病。自从找到致病机制就是"内侧摩擦现象"，治疗和预防方法也就云开见日了。属于关节疾病的"骨性膝关节炎"，和所有疾病的形成一样，会经历酝酿期、临床前期、临床期、残障期四个阶段。

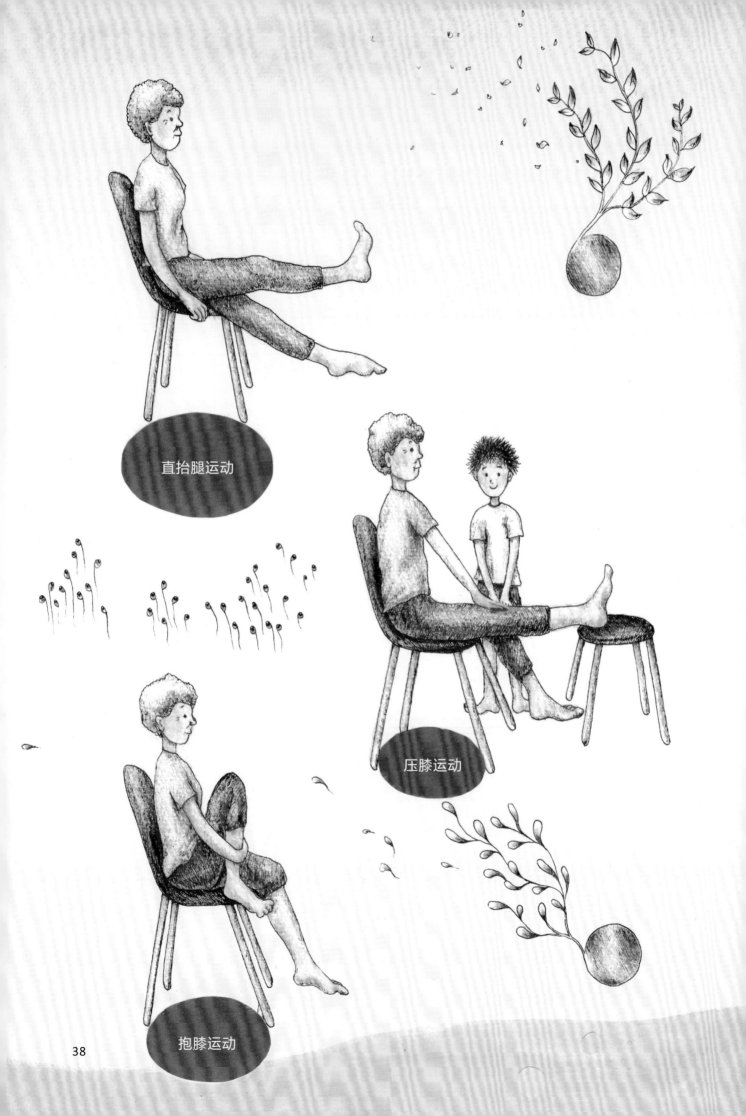

直抬腿运动

压膝运动

抱膝运动

幸运的外婆终于在关键时刻保住了膝关节，
从此不但随时注意膝关节弯曲角度及速度，
减少发生"内侧摩擦现象"， 每天更勤练三个护膝操，
珍惜还有"膝"望可抱抱。

最让人雀跃的是，小主人也开始明白：护膝要从小做起——
不论是蹲坐、起身，"慢"都是唯一的保障；
时时牢记60°的秘密，就是日常的保养守则。

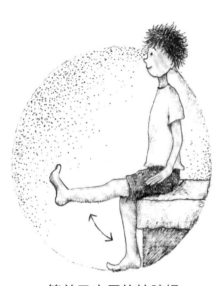

简单又实用的护膝操，
可以强化膝关节的肌力，保持灵活度。

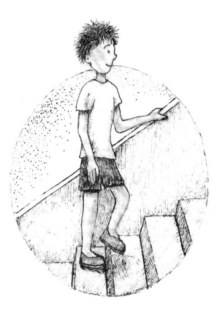

上下楼梯时微弯膝关节，
手握楼梯扶手帮忙使力更护膝。

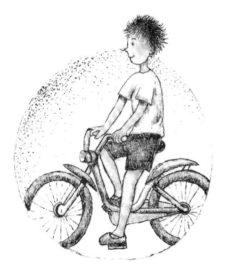

调高自行车座椅垫，
减少膝关节弯曲的角度。

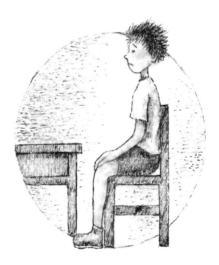

避免长时间弯曲不动，
每半小时要动一动膝关节。

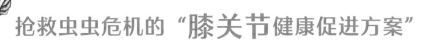

抢救虫虫危机的 "膝关节健康促进方案"

"哎呀！"一只毛毛虫掉落在我手臂上，我赶紧抖落，神游山巅白云的思绪突然被拉回如茵绿地……

如果孩子的膝关节是座生意盎然的花园，一定经常会面对"内侧摩擦现象"的虫虫入侵吧！虫害肆虐的威胁无处不在，要如何预防或临危抢救呢？

"60°"是让虫虫不得其门而入的秘密钥匙，"膝关节健康促进方案"的三支箭则是拯救膝关节生机的利器。请在生活中实践今天学到的观念，一起终结"内侧摩擦现象"引发的"骨性膝关节炎"。

我是Dr. Knee，也是希望花园的园丁。"膝望"我们一起来守护。

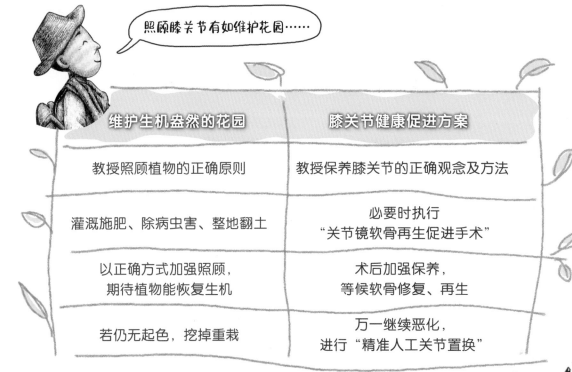

照顾膝关节有如维护花园……

维护生机盎然的花园	膝关节健康促进方案
教授照顾植物的正确原则	教授保养膝关节的正确观念及方法
灌溉施肥、除病虫害、整地翻土	必要时执行 "关节镜软骨再生促进手术"
以正确方式加强照顾， 期待植物能恢复生机	术后加强保养， 等候软骨修复、再生
若仍无起色，挖掉重栽	万一继续恶化， 进行"精准人工关节置换"

亲子"关膝"

很棒！学习了这么多膝关节和"骨性膝关节炎"的相关知识，相信你也快变成一位小小医生了！

最重要的是，你一定也明白，为什么"护膝"和爱护牙齿、视力一样重要了。是不是想和大家分享这些爱护膝关节的小技巧了呢？快和爷爷奶奶、爸爸妈妈一起启动科学护膝模式吧！

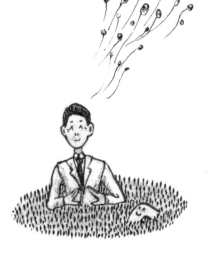

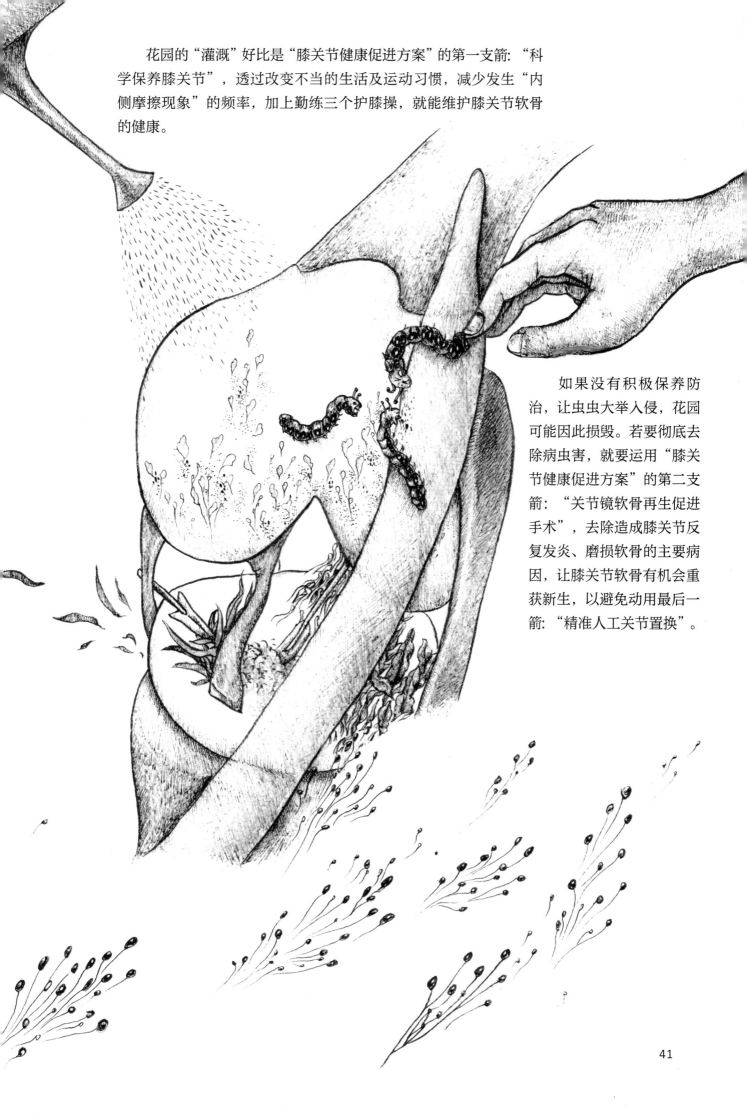

花园的"灌溉"好比是"膝关节健康促进方案"的第一支箭:"科学保养膝关节",透过改变不当的生活及运动习惯,减少发生"内侧摩擦现象"的频率,加上勤练三个护膝操,就能维护膝关节软骨的健康。

如果没有积极保养防治,让虫虫大举入侵,花园可能因此损毁。若要彻底去除病虫害,就要运用"膝关节健康促进方案"的第二支箭:"关节镜软骨再生促进手术",去除造成膝关节反复发炎、磨损软骨的主要病因,让膝关节软骨有机会重获新生,以避免动用最后一箭:"精准人工关节置换"。

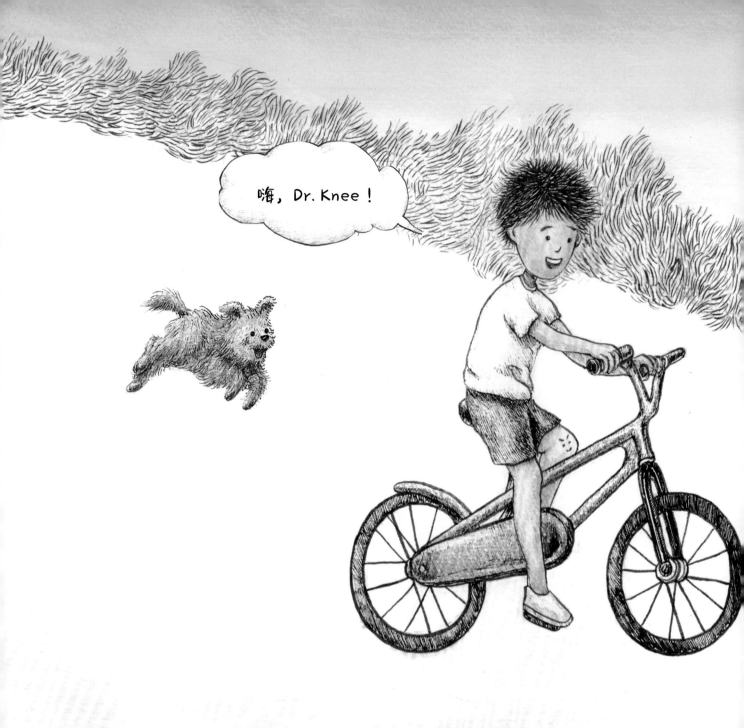

"用力踩下，轻松缩回！"
"用力踩下，轻松缩回！"
骑车的口诀很简单，我再也不怕受伤了。

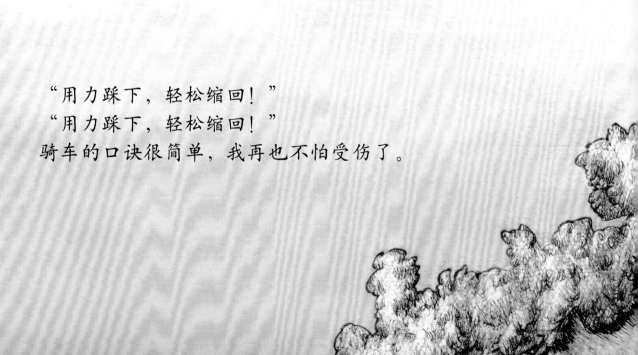

小主人依旧阳光、爱笑、爱运动，
我也乐得承担他的健康与自由。
自从启动护膝模式，
我更有力量支持他，
踏稳人生的每一个步伐。

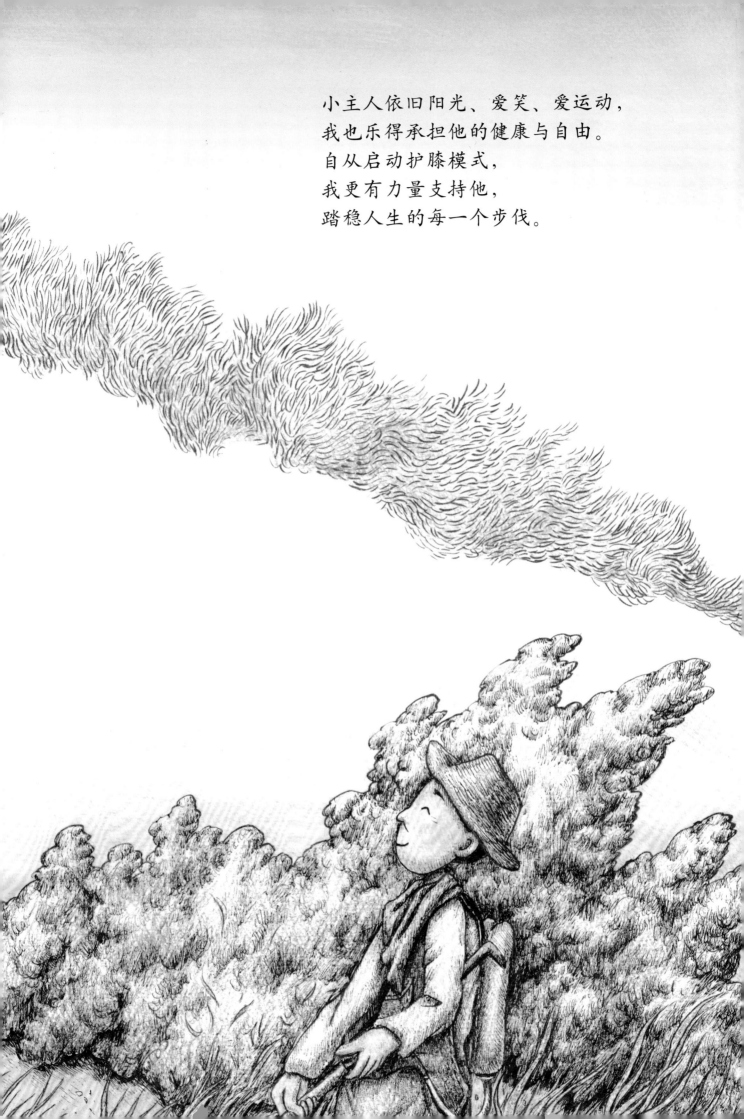

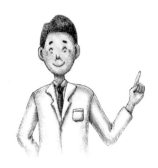

医师的话

要是早一点知道
"膝关节健康促进方案"就好了

其实，我并不喜欢"最难挂号的医师"这个媒体冠上的光环。看着等待要我为他们做手术的病人已经预约到两年后，忧喜参半的矛盾如同徐行的火车，一站接着一站，与病人同样在七百多个等待的日子里停停走走地煎熬着。而这"心之列车"翻山越岭地开着开着，不知不觉开回了公元 1999 年的春天……

那一年，为期一周的瑞士伯尔尼大学附属医院观摩学习结束后，在前往德国途中，灵感随着穿越巴伐利亚黑森林的火车奔驰；窗外辽阔的风景一幕幕倒退，笔尖却马不停蹄地在稿纸上向前，远方有太多"骨性膝关节炎"的宝藏，等候我去探索，这一转身投入，就是 20 个年头。

20 年初心不变，全凭坚贞一念。"心之列车"顶着矛盾的光环，以"国际膝关节健康促进中心"作为加油补给的堡垒，继续在时而风光明媚，时而阴雨绵绵的忧喜交加中前行。喜的是，有越来越多膝痛患者懂得选用"膝关节健康促进方案（Knee Health Promotion Option，简称 KHPO）"积极治疗，但是罹患"骨性膝关节炎"（俗称"退行性膝关节炎"）的人仍然持续增加，手术预约排程甚至超过两年，治疗时机会不会因此耽误？会不会造成更多无法挽回的遗憾？是忧。

还可以做些什么呢？

每每在手术室里看着不同病程阶段、不同磨损程度的膝关节软骨，尤其是已经拖延到必须置换人工关节的，心中的惋惜和感慨简直比手中的电动骨锯还要沉重——要是病人早一点知道 KHPO 就好了！

要是早一点知道 KHPO，许多必须接受"精准人工关节置换"的病人，病情或许不会恶化至此；要是早一点知道 KHPO，还能接受"关节镜软骨再生促进手术"的病人，就有更多机会让软骨再生；至于膝关节健康的人，"要是早一点知道 KHPO"，当然就能用"科学保养膝关节"防患于未然了！

就这样，"要是早一点知道 KHPO"，这几个字成了我心头的紧箍咒，时时催促我：KHPO 的推广工作不能再蹉跎！

不如写一本童书吧！

然而，身为一名主张非主流治疗方式的孤鸟医师，该如何把独创的"KHPO"传达给群众？既然种种临床证据都显示——"骨性膝关节炎"是一种疾病，不是自然老化现象，而且软骨确实能够再生——但是该怎么让社会大众知道呢？膝关节已经出问题的人，有没有办法改变他们的行为模式，依循正确的观念治疗和保养？我们都知道要提醒孩子注意爱护牙齿和视力，是不是也应该教导他们护膝的重要性？

如果孩子要成为无畏风雨的大树，根基必须稳固。同样地，如果"预防"是推广 KHPO 理念的最高境界，让孩子知道如何保养膝关节，就是首要之务。

于是，"写一本童书"像一颗小小的种子，悄悄在心田着了根、发了芽。去年春，透过"膝友"热心推荐，有幸得到小鲁文化的认同和支持，历经四时耕耘，《哎哟，我的膝盖》，终于抽枝展叶，开花结果。

这本书用生动细致的图画布置出一片美丽天地，膝关节事件簿是祖孙享受故事乐趣的好角落；Dr. Knee 深入浅出的解"膝"（析），是宝贵的知识库；而爸爸妈妈可以带着孩子一起讨论、寻找谜底的"亲子'关膝（系）'"，更让全家携手护膝零距离。

依然追寻的"上医治未病"

我是 Dr. Knee。谢谢你带着好奇心认真地打开这本书，毫不计较耽搁家事、散步或游戏，陪着我一步步走到这里，也仿佛走进了我在竹东小镇度过的童年……

我的父亲在镇上开设内科诊所，经常利用午饭后到下午看诊前的休息时间，为行动不便的患者出诊。还记得，四五岁的我每当看到父亲提起医疗包，我一定紧跟在后，让他抱我上摩托车，后座载着药剂生，一车三人赶往病人家中。

迎面而来的风，吹得我头发直往后飞，眼睛也眯成了一条线，或坐或站在父亲前方、双手扶着照后镜的我，总是挺直腰杆，把自己想象成即将出征去对抗病魔的勇士。直到长大行医，我才渐渐明白，那风中有医师的责任和使命，是父亲毕生力行的"视病人如亲人"，也是我至今依然追寻的"上医治未病"……

20 年前，我跟其他骨科医师一样，习惯跟病人说："等到膝关节完全坏了，再来找我换人工关节。"现在，我终于可以在病人回诊时，对照术前术后的 X 线片，充满信心地对病人说："不用担心，只要好好保养，软骨会逐渐再生修复的。"

我更衷心期盼——未来，不再感叹："要是病人早一点知道 KHPO 就好了！"

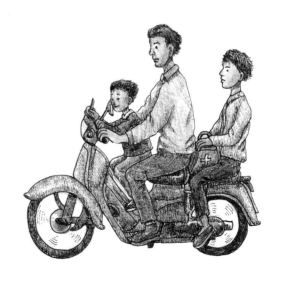